DES EFFETS

DES PAILLES ROUILLÉES,

OU

Exposé des rapports, recherches et expériences sur les pailles affectées de rouille, délivrées pendant le dernier trimestre de l'an 9, aux chevaux du 20.me régiment de Chasseurs, stationné à Arras.

Par J. B. GOHIER, Professeur à l'École vétérinaire de Lyon.

En médecine une erreur est un fléau : heureux quand on en peut arrêter les progrès !

BRION et BELLAY, *Journal d'hygiène et de prophylactique.*

A LYON,

Chez l'Auteur, à l'École Vétérinaire et chez ....MANN et Comp., libraires, rue St-Dominique, N.º 63.

AN XII. — 1804.

INTRODUCTION.

» RIEN n'est plus intéressant pour la
» fortune des cultivateurs, a dit le Cit.
» Tessier (1) que la conservation de leurs
» bestiaux et l'abondance des récoltes. »
Persuadé de cette importante vérité, je publie
aujourd'hui ce mémoire, qui peut servir
à préserver d'une foule de maladies, non
seulement les animaux des cultivateurs, mais
encore les chevaux de cavalerie, sans cesse
victimes des nourritures altérées ou gâtées.

En recueillant les notes qui m'ont servi
à composer cet écrit, mon intention n'était
point de les rendre publiques ; je ne m'y
suis déterminé qu'après avoir reconnu com-
bien il serait utile de faire connaître les
divers rapports qui furent faits en l'an 9 sur
des pailles rouillées délivrées au vingtième
régiment de chasseurs, ainsi que les recherches et les expériences que ces rapports ont
nécessités de ma part.

(1) Traité des maladies de grains, avertissement.

Mon but n'est pas de répandre quelque chose de défavorable sur la conduite des experts dont je combats les assertions, mais seulement de faire voir qu'ils ont porté un jugement trop précipité, d'où est résulté la perte d'une très-grande quantité de chevaux.

Ceci me porte à consigner ici une réflexion que j'ai faite depuis long-temps : ne serait-il pas très-important qu'on s'occupât davantage dans les écoles vétérinaires des maladies des végétaux ? on parle bien, il est vrai, de quelques-unes de ces maladies, mais on le fait d'une manière trop abrégée pour que les élèves puissent avoir sur ce point essentiel des notions précises.

On ne peut nier cependant qu'il n'y ait une foule d'épizooties dont l'origine est due aux maladies des grains ; j'en rapporterai des exemples frappans dans la quatrième partie de ce mémoire. Si la connaissance des affections des grains ne doit pas être étrangère au Médecin, à bien plus forte raison au Vétérinaire, dont les regards doivent sans cesse s'étendre sur cette quantité immense de végétaux qui font la seule nourriture de la majeure partie des animaux confiés à ses soins.

Le Citoyen Tessier nous a déjà donné sur les principales maladies des grains (1) un traité bien digne d'être médité. Il nous fait vivement désirer ce qu'il a promis sur les plantes qui croissent au milieu des moissons. S'il remplit cette importante tâche, il sera aisé d'étudier cette partie mieux qu'on ne l'a fait jusqu'à présent ; les Artistes ne prendront plus alors une maladie pour une autre, ou ne regarderont pas comme peu dangereuses ou indifférentes celles qui peuvent produire les ravages les plus effrayans.

Ce Mémoire sera divisé en quatre parties ; dans la première j'exposerai le sujet des diverses discussions qui se sont élevées à Arras, vers la fin de l'an neuf, et les rapports qui en ont été la suite ; dans la seconde je me permettrai quelques observations sur ces divers rapports ; dans la troisième je consignerai les idées de différens auteurs relativement à la rouille ; enfin, dans la quatrième je rendrai compte de quelques expériences que j'ai tentées avec les pailles rouillées.

------

(1) Ouvrage déjà cité.

On sera peut-être surpris de trouver dans ce mémoire un procès verbal assez long, ainsi qu'une lettre du Ministre de la guerre ; mais j'ai pensé qu'il était indispensable d'y joindre ces articles, afin de donner une juste idée des motifs qui m'ont porté à le rédiger. S'il peut rendre dorénavant plus circonspects les Vétérinaires qui seront appelés pour des expertises de fourrage et éviter aux animaux ces nombreuses maladies qui sont le résultat de la consommation des pailles rouillées, j'aurai entièrement rempli le but que je me suis proposé.

EXPOSÉ

DES RAPPORTS,

RECHERCHES et EXPÉRIENCES

Sur les Pailles rouillées délivrées pendant le dernier trimestre de l'an neuf, aux chevaux du 20.ᵐᵉ régiment de Chasseurs, stationné à Arras.

§. I.

DE toutes les maladies auxquelles les grains sont exposés, une des plus dangereuses, peut-être, par sa nature et les effets qui en résultent, est celle que les anciens appelaient *nielle*, et que nous connaissons plus particulièrement aujourd'hui sous le nom de *rouille*.

Je ne m'étendrai point ici sur les causes de cette maladie et sur la manière dont elle se manifeste, parce que je n'ai pas été à portée de faire des observations particulières à cet égard (1).

(1) On peut consulter à ce sujet, l'excellent Traité des maladies des grains, par le Cit. Tessier ; la Dissertation sur le même sujet, par Tillet ; le Gentilhomme cultivateur, etc.

Je me bornerai seulement à parler des accidens qui semblent naître de la consommation des pailles qui en sont affectées.

La rouille est, à ce qu'il paraît, la seule maladie des grains qui attaque à la fois une grande étendue de pays, sans qu'on puisse ni en prévenir la cause, ni en arrêter les effets. Sous ce rapport, elle est des plus redoutables aux cultivateurs, soit à raison du déchet qu'elle produit dans les récoltes, soit à cause des accidens fâcheux auxquels sont exposés les animaux qui se nourrissent des pailles qui en sont frappées.

Tous les Vétérinaires ne sont cependant pas d'accord sur ce dernier article, que l'on n'a pas examiné avec toute l'attention qu'il mérite. Les diverses contestations auxquelles cela a donné lieu entre le 20.me régiment de Chasseurs, en garnison à Arras, et l'entrepreneur des fourrages de ladite ville, en sont une preuve. Les recherches et les expériences que j'ai faites à ce sujet, pour découvrir la vérité, les maladies qu'on a cru être en droit d'attribuer à la rouille, et plusieurs autres considérations semblables, m'ont déterminé à rassembler ici toutce qui est relatif à cet important objet.

Les pailles de froment récoltées en l'an huit, dans les départemens du Pas-de-Calais et du Nord, ayant beaucoup souffert de cette dangereuse maladie, il n'est pas étonnant qu'on ait pris le parti d'en faire consommer une partie, pour ne pas s'exposer à une pénurie dont les suites auraient

beaucoup gêné le cultivateur et nui à l'approvisionnement de la cavalerie stationnée dans ces départemens. Mais, peut-être, a-t-on été trop loin ; au
lieu de ne regarder comme peu dangereuses que
celles qui se trouvaient légèrement rouillées, on
a prétendu que toutes étaient saines et dans le cas
de servir à la nourriture des chevaux de troupe,
sans aucun inconvénient.

Le sept germinal an neuf, le dépôt du susdit
régiment arriva à Arras, avec environ deux cents
chevaux, et attendit le corps, qui s'y rendit un mois
après. Les fourrages que l'on délivrait pendant ce
temps, étaient d'une assez bonne qualité ; une partie de la paille était cependant attaquée de rouille,
mais faiblement ; aussi n'y eut-il pendant un mois
aucune maladie extraordinaire, quoique les chevaux s'abreuvassent de la même eau que celle
qu'on supposa depuis être la cause des maladies
qui se manifestèrent journellement.

Peu de jours après que le régiment fut arrivé,
la qualité de la paille se trouva fort inférieure à la
précédente ; plusieurs chevaux furent en peu de
temps attaqués de diverses maladies, et principalement de coliques très-violentes. En trois jours,
quatorze en furent affectés. Une grande quantité
de breuvages et de lavemens mucilagineux, la
promenade et une diète moyenne en triomphèrent.
Deux vieux chevaux seulement en furent tour-
mentés trois jours de suite, au bout desquels ils
se vidèrent abondamment et le mal cessa.

Nous cherchâmes, un de mes collègues (le Cit. Lormiere) et moi, à en reconnaître la cause : déjà j'avais présumé que les pailles rouillées devaient être nuisibles ; mais peu d'auteurs en ayant traité particulièrement, je me bornai à observer attentivement les effets qui en résulteraient.

En parcourant les écuries aux heures des repas, je m'aperçus que les chevaux qui dédaignaient le moins cette paille rouillée et ceux que l'appétit naturel portait à en manger une plus grande quantité que les autres, étaient les premiers atteints de coliques ; j'examinai ensuite l'eau, et ne lui ayant rien reconnu de nuisible, je conclus que ces coliques ne pouvaient être causées que par la paille rouillée.

Le nombre des chevaux qui s'en trouvaient attaqués augmentant beaucoup, puisque dans l'espace de sept jours, trente en furent affectés, je craignis des suites fâcheuses, et en conséquence, le vingt-un prairial, de concert avec le Vétérinaire déjà cité, je dressai un rapport que nous remîmes au Cit. Marigny, chef de brigade. Nous déclarions que les coliques qui naissaient tous les jours, la toux et la maigreur d'un grand nombre de chevaux, nous paraissaient être l'effet de la mauvaise qualité des alimens, et notamment de la paille.

Le colonel Marigny ne tarda pas à s'en plaindre au fournisseur ainsi qu'au Maire. Ce dernier, après en avoir donné avis au Cit. Bergue, Commissaire des guerres, désigna pour expert le Cit. François, cultivateur à Arras, qui, conjointement avec le

Cit. Debeauvais, autre expert nommé par le garde-magasin, fut chargé d'examiner le fourrage dont on se plaignait.

Ces arbitres déclarèrent, comme on le verra ci-après, que l'ensemble des distributions était de bonne qualité.

Cependant il restait une question à décider, celle de savoir si la paille était vraiment la cause des tranchées, opinion que nous avions avancée, et dans laquelle nous persistions. Pour juger cette difficulté, le Cit. Maissemy, Préfet du département, fit venir le Cit. Lagnier, artiste vétérinaire, qui vérifia la paille et alla ensuite visiter les chevaux, au nombre de cinq, qui se trouvaient ce jour-là attaqués de coliques. Ce Citoyen, ayant été d'un avis différent du nôtre, le Préfet requit un autre artiste vétérinaire, le Cit. Grossemy, lequel déclara, comme le précédent, que la paille ne paraissait pas être dans le cas de produire les maladies qui existaient. Le Commissaire des guerres ayant reçu le rapport de ces experts et le nôtre, en dressa le procès-verbal suivant, dont il envoya une copie au Ministre de la guerre :

» L'an neuf de la République, le vingt-deux prairial, nous Jean-François Bergue, Commissaire des guerres, attaché au département du Pas-de-Calais, en résidence à Béthune, d'après une lettre en date du vingt-un du courant, à nous écrite par le Citoyen Maire de la commune d'Arras, portant invitation de nous rendre dans cette ville, à l'effet de faire cesser les contestations qui s'élevaient de la part du vingtième régiment de Chasseurs à cheval, sur la mauvaise qualité de la majeure partie de l'approvisionnement du magasin aux fourrages ; attendu qu'il s'était fait entendre de violens murmures sur la nature des denrées distribuées audit corps ledit jour vingt-un du courant ;

» Nous sommes rendu cejourd'hui à Arras, où étant, avons prévenu le chef de brigade du régiment du motif de notre arrivée, avec invitation de nommer un expert pour l'examen des réclamations ci-dessus ; avons en outre prévenu le Cit. Maire d'Arras que le défaut de connaissance locale ne nous permettant pas de désigner un expert, nous le priions instamment de nommer un citoyen de cette ville ; avons de plus ordonné au cit. Arnaud Becu, garde-magasin des fourrages, d'être présent et de se trouver au local affecté audit service.

» Nous nous sommes transportés, à quatre heures de relevée, au magasin situé près la citadelle, où nous avons trouvé, 1.º le Cit. Marigny, chef de brigade du vingtième régiment de Chasseurs à cheval, accompagné du Citoyen quartier-maître et des Cit. Lormiere et Gohier, tous deux artistes vétérinaires audit régiment ; 2.º le cit. Cot, adjoint au Maire d'Arras, nommé d'office, accompagné du Cit. François, cultivateur et maître de poste, nommé, sur notre demande, pour expert ; 3.º le Cit. Arnaud Becu, garde-magasin des fourrages, accompagné du Cit. Debeauvais, cultivateur, domicilié à

'Arras, qu'il nous a déclaré son expert. Etant tous réunis, le chef de brigade a annoncé qu'il avait à se plaindre de la mauvaise qualité des fourrages, dont une partie était moisie, laquelle, amalgamée avec la partie plus saine , avait le résultat désastreux de faire tomber malades les chevaux, et lui faisait craindre les plus grands dangers, attendu que d'après l'avis des artistes vétérinaires du corps, ils y attribuaient le mauvais état de la santé des chevaux. Ayant sur le champ requis les experts susnommés d'examiner les denrées contre lesquelles il existait des griefs , et leur ayant fait prêter serment de dire vérité (1), ils ont scrupuleusement examiné les pailles en notre présence.

» Le Cit. Cot nous a remis à l'instant la déclaration signée d'une expertise faite par les Citoyens François, susnommé, et Debeauvais, pour constater la distribution. La veille lesdits Citoyens François et Debeauvais ont déclaré que le présent examen ne différait en rien, pour la totalité de l'approvisionnement , de ce qui avait été constaté le vingt-un , et qu'ils persistaient dans le dire de la susdite déclaration, dont la teneur suit : »

» Déclaration des Citoyens François, maître de poste aux chevaux et cultivateur , appelé par le Cit. Cot , Adjoint à la Mairie de cette ville, d'une

---

(1) Je dois observer que le serment dont parle le Cit. Bergue n'a pas été prêté , et qu'il n'en a pas même été question, non plus que dans toutes les autres expertises faites postérieurement à celle-là.

part, et Guillain-Joseph Debeauvais, ex-préposé aux achats des fourrages, appelé par le Citoyen Arnaud Becu, garde-magasin de cette partie, d'autre part, à l'effet de constater la qualité d'une partie de paille mise en distribution, consistant en deux mille bottes environ. Nous avons remarqué que l'ensemble de cette distribution était de bonne qualité, que néanmoins, il s'en trouvait un sixième environ qui avait été attaqué de la Nielle, (*humeur maligne qui noircit et gâte le vernis de la paille, sans cependant nuire à l'animal qui s'en nourrit*), dont la majeure partie de nos récoltes a souffert l'année dernière, que néanmoins cette paille nous a paru propre au service, étant d'ailleurs très-difficile, pour ne pas dire impossible, d'en trouver d'autre dans cette contrée, sur-tout dans la saison où nous sommes ; qu'à la vérité nous en avons trouvé quelques bottes d'avariées et non propres au service, qui ont été rejetées. »

» Arras, le 21 Prairial an 9 de la République française. »

Signé, FRANÇOIS, DEBEAUVAIS.

» Les Citoyens François et Debeauvais ayant persisté à soutenir l'exactitude des faits ci-dessus, et l'ayant affirmé sincère et véritable, nous l'avons consigné, ainsi que l'opposition desdits artistes vétérinaires, qui ont maintenu que la paille était en partie mauvaise et susceptible d'altérer la santé des chevaux. »

» Le chef de brigade a immédiatement représenté que l'amalgame qu'il remarquait de la paille blanche avec celle moisie et attaquée de la nielle, était la seule cause de la maladie des chevaux, et qu'il insistait qu'il fût avisé, au moyen de l'art, pour parvenir à la connaissance certaine de la cause qui fait naître chaque jour des accidens. »

» Cet objet nous ayant paru de nature à être approfondi très-scrupuleusement, par la considération qu'il s'élevait, pour ainsi dire, une question étrangère à celle ci-devant discutée et dont la gravité réclamait une expertise contradictoire d'artistes vétérinaires, »

» Nous nous sommes en conséquence transportés à l'hôtel de la Préfecture, auprès du Préfet du département du Pas-de-Calais, où étant, il lui a été exposé tout ce qui se trouve ci-dessus rappelé, et devant lui, les experts ont soutenu leur témoignage, de même que lesdits artistes ont maintenu leur dire; il a été seulement ajouté, par le Cit. Cot, sus qualifié, qu'il avait connaissance parfaite qu'anciennement plusieurs régimens avaient été obligés de renoncer à l'abreuvoir dont se sert présentement le régiment, attendu que les artistes vétérinaires d'alors avaient reconnu l'eau trop crue et ferrugineuse, provenant d'une fontaine dont la source est près de la Citadelle; que, de plus, cette considération avait déterminé dernièrement la Mairie de cette ville, informée de l'arrivée de la troupe, et par prévoyance, de faire rétablir l'abreuvoir où passe le

courant du *Crinchon*, afin de parer aux inconvéniens qui avaient eu lieu anciennement. Il a été
arrêté que demain matin il serait procédé par
un artiste vétérinaire désigné par le Cit. Préfet,
de concert avec ceux du régiment et en présence
de qui de droit, à l'examen des chevaux et des
causes qui les rendent malades. »

» Et à cet effet, cejourd'hui vingt-trois Prairial,
dix heures du matin, au grand quartier de cette
ville, où étaient assemblés le Cit. Préfet du département, le Cit. Cot, remplaçant le Maire
d'Arras, le Cit. Dequenauviller, Commandant
d'armes, le Cit. Marigny, Chef de brigade du
régiment, et nous Commissaire des guerres susdit,
le Cit. Lagnier, artiste vétérinaire nommé par le
Préfet, et lesdits Lormiere et Gohier, sus qualifiés,
les chevaux malades ayant été sortis, les artistes
vétérinaires les ont scrupuleusement examinés en
notre présence, et après la visite des chevaux,
que nous avons reconnus être de quatorze, nous
nous sommes ensuite transportés au magasin des
fourrages, où se trouvait le Cit. Becu, préposé
dudit service, où nous avons fait expertiser une
quantité de bottes de paille refusées à la distribution qui avait eu lieu ce matin, et que le Cit.
Cot, sus qualifié, avait fait mettre de côté, sous
la garde d'un planton du régiment, pour être
soumise à une nouvelle visite ; le Cit. Lagnier
ayant examiné cette denrée, déclara qu'il se
trouvait plusieurs bottes défectueuses et mauvaises, mais que la généralité n'avait d'autre

infériorité

inferiorité que celle provenant de la rouille. Il a été, en conséquence, de suite ordonné au garde-magasin de détruire les bottes mauvaises, et quant à celles attaquées de la rouille, il lui a été enjoint de ne pas y toucher jusqu'au moment où les artistes vétérinaires auront assigné la véritable cause de la maladie des chevaux.

» Voulant faire apprécier toutes les denrées, nous avons également procédé à la visite du foin ; nous avons remarqué que plusieurs bottes attaquées de vétusté et exposées aux injures de l'air et de la pluie, étaient effectivement de mauvaise qualité ; mais ayant fait expertiser scrupuleusement le foin rationné servant à la distribution journalière, nous n'avons rien trouvé de défectueux ni de préjudiciable à la santé des chevaux.

» Ce fait, il nous a été de suite remis les rapports faits par lesdits artistes vétérinaires, et dont la teneur suit :

Rapport fait au Cit. Marigny, chef de brigade du 20.ᵐᵉ régiment de chasseurs, par les Cit. Lormiere et Gohier, artistes vétérinaires, sur la qualité des fourrages délivrés aux chevaux du corps, à l'époque du vingt-deux Prairial an neuf.

» Aujourd'hui vingt-deux Prairial an neuf, nous Vétérinaires du vingtième régiment de chasseurs, déclarons que depuis environ huit jours, une

B

grande quantité de chevaux du corps tombe malades ; la majeure partie se trouve affectée de coliques , d'autres de toux , quelques - uns de fluxions de poitrine catharales et de charbon. Ayant recherché le plus exactement qu'il nous a été possible , la cause directe de toutes ces maladies, nous avons cru la trouver dans la qualité des fourrages dont sont alimentés les chevaux.

» Pour nous en assurer nous avons examiné avec la plus scrupuleuse attention , les diverses denrées du magasin ; nous avons remarqué 1.º du foin d'une qualité médiocre , composé en grande partie de roseaux , de renoncules , de prêle , etc. Un quart environ de ce foin était moisi et répandait une odeur très-désagréable.

2.º De la paille dont les deux tiers , au moins, sont tellement affectés d'une maladie nommée *Rouille* ou *Nielle* , qu'elle se trouve presque toute noire ; que son grain n'est point venu en maturité , et qu'elle est très-facile à briser et à réduire en poudre.

3.º De l'avoine d'une assez bonne qualité, mais très-chargée de poussière.

» D'après les effets fâcheux qu'ont produit plusieurs fois les pailles rouillées , nous estimons que celles qu'on délivre en ce moment sont la principale cause des maladies que nous observons tous les jours. Cette cause s'étendant sur tous les chevaux du régiment , il serait possible , si on ne prend les mesures propres à l'éviter , qu'il en résultât bientôt une épizootie capable de ravager tous les chevaux du corps , et même de s'étendre au-delà.

» En conséquence nous avons cru devoir dresser le présent rapport , pour qu'il soit jugé si cette paille est recevable. »

A Arras , le vingt-deux Prairial an neuf.

» GOHIER , LORMIERE. »

RAPPORT du Citoyen LAGNIER.

» L'an neuf de la République française, une et indivisible , le vingt-trois Prairial , six heures du matin , je , Ambroise Lagnier , artiste vétérinaire , demeurant à Arras , en exécution de la réquisition du Cit. Poitevin Maissemy , préfet du département du Pas-de-Calais , contenue en sa lettre du vingt-deux de ce mois , me suis transporté aux écuries du quartier de cavalerie , occupées par les chevaux du vingtième régiment de chasseurs , où étant j'ai trouvé le Cit. Gohier , artiste vétérinaire attaché audit régiment , avec qui j'ai visité tous lesdits chevaux , parmi lesquels j'en ai trouvé plusieurs attaqués de coliques , que j'ai reconnues aux symptômes des frissons dans les parties extérieures du corps , dans le hérissement des poils , dans l'abattement des forces , dans la tristesse , dans l'agitation des flancs , dans les battemens des pieds antérieurs , dans le couchement fréquent , etc.

» J'ai examiné la cause de ces coliques ; elles m'ont paru être l'effet d'une digestion difficile, causée par la crudité et la vivacité de l'eau, qui peut, non seulement déranger les fonctions de l'estomac, mais même celles des intestins.

» Les foins qui croissent dans ce pays, dans des prés flottés, n'ont jamais été de première qualité ; ils sont un mélange de bon et de médiocre, et l'herbe appelée *roseau*, qui s'y trouve, est un peu moins nutritive que les autres fourrages qui les composent.

» La paille serait bonne en général, si, avant la maturité, elle n'avait eu à souffrir de la maladie des grains vulgairement nommée *rouille*, qui l'a affectée vers son sommet, sans en altérer la substance ; depuis la partie moyenne de sa longueur jusqu'à sa base, elle est mangeable et nourrissante.

» L'avoine est de la première qualité, jugée telle par son poids et la dureté de son grain.

» Examen fait de ce que dessus, j'estime que la crudité et la vivacité de l'eau dont les chevaux s'abreuvent, sont les causes principales des maladies dont ils sont affectés ; que les foins, pailles et avoines qui leur servent d'aliment, sont de même nature que ceux journellement en usage chez les cultivateurs de l'arrondissement, où ils ne produisent aucun dérangement dans les fonctions de l'économie animale. Ainsi fait les jour, mois et an que dessus.

» LAGNIER. »

Il résulte de ces deux rapports, que les avis différens des artistes vétérinaires sont absolument en contradiction ; les causes par eux assignées à l'état de la maladie des chevaux, suivant les artistes du régiment, subsistent dans la paille rouillée et le foin, tandis que d'après l'avis du Cit. Lagnier, elles doivent s'attribuer à la crudité de l'eau. Comme il s'ensuit de ce conflit d'opinions que la question n'est pas suffisamment jugée, et qu'il importe à l'intérêt du gouvernement d'approfondir la discussion, de lever tous les doutes et de détruire toutes les incertitudes, qui ne pourraient qu'aggraver l'état des choses et ajourner le remède au mal que l'on assure se manifester, le Cit. Préfet a de suite nommé pour tiers expert, le Cit. Grossemy, artiste vétérinaire à Pas, lequel fut par lui requis de se transporter, le vingt-quatre, à Arras, à l'effet de procéder en troisième à la visite des chevaux et fourrages et en faire son rapport, pour être également consigné au procès-verbal.

» Le vingt-quatre Prairial an neuf, trois heures de relevée, nous commissaire des guerres susdit, accompagné du Cit. Cot, sus qualifié, nous sommes transportés audit quartier, où nous avons trouvé le Cit. Grossemy, expert désigné par le Cit. Préfet, faisant, avec les artistes vétérinaires du régiment, la visite des chevaux. Après avoir parcouru les écuries, nous nous sommes rendus au magasin à fourrages, où se sont trouvés les Cit. Marigny, Chef de brigade, et Arnaud Becu, garde-magasin ; ledit artiste vétérinaire , tiers-expert , a , en notre présence , scrupuleusement examiné la qualité des fourrages , et ensuite il nous a remis son rapport , dont la teneur suit ci-après :

Rapport du Cit. Grossemy.

» L'an neuf de la république française , une et indivisible , le vingt-quatre Prairial , pour ob-tempérer aux ordres qui nous ont été donnés par le Préfet du département du Pas-de-Calais, par sa lettre du jour d'hier , de procéder en qualité de tiers expert , à la visite des chevaux du vingtième régiment de chasseurs , à Arras.

» Nous Charles-Louis Grossemy , artiste Vété-rinaire , demeurant en la commune de Pas, nous sommes transportés audit Arras , aux casernes occupées par lesdits chasseurs , où étant , après avoir exhibé nos ordres , avons , en présence des deux artistes nommés par le corps , vu et exa-miné les chevaux qu'ils ont cru attaqués de maladie ; après les avoir examinés l'un après l'autre , et d'après le rapport qu'ils m'ont fait en parcourant les écuries, avons reconnu qu'aucun desdits chevaux n'était malade.

» Nous nous sommes transportés au magasin des fourrages militaires , et après nous être fait représenter la paille , nous avons vu que la majeure partie avait été attaquée de la rouille , parce que la récolte dernière n'a pas été favorable pour ce département ; mais , d'après l'expérience , nous estimons qu'elle ne produit aucune maladie aux chevaux qui s'en nourrissent, pourvu qu'elle soit de l'espèce de celle qui nous a été représentée ; avons ensuite attentivement examiné le fourrage , et après une scrupuleuse attention , avons observé qu'il n'était pas de la première qualité ; mais , ayant été bien récolté , il ne pouvait pas produire de maladie contagieuse ; en conséquence nous avons dressé le présent procès-verbal , que nous avons signé audit Arras , les jour , mois et an que dessus.

» GROSSEMY. »

» Il résulte des diverses expertises et visites, tant des chevaux que des fourrages , suivant les rapports repris au procès-verbal et dont les originaux restent annexés à la minute ,

» 1.° Qu'il est constant que les maladies annoncées par les artistes vétérinaires du régiment , être le résultat de la mauvaise qualité du fourrage , n'ont point été reconnues telles par le premier artiste vétérinaire nommé par le Préfet, et même ne subsistaient plus lors de la visite du deuxième expert nommé par la même autorité.

» 2.° Que l'emploi de la paille attaquée de la rouille , ne produit, au dire de ces deux artistes, aucun des effets annoncés par ceux du régiment, ainsi que l'expérience le démontre dans le pays.

» 3.° Que les experts , tant cultivateurs que

Vétérinaires ont unanimement reconnu (excepté ceux du corps) que l'approvisionnement du magasin aux fourrages était composé des denrées du pays ; qu'à la vérité il s'était trouvé quelques bottes défectueuses ; mais que la masse des approvisionnemens était généralement susceptible d'être mise en consommation , et ne pouvait nuire à la santé des chevaux.

» 4.º Que la rouille de la paille est un des effets de la récolte de la campagne dernière , qui n'a offert , dans la presque totalité des environs , que des pailles de la même nature.

» Au moyen de quoi , il est évident que toutes les expertises et visites faites n'ont eu d'autres résultats que d'être en opposition complète , tant sur les causes des maladies que sur les qualités des denrées et les dangers de leur consommation , annoncés par les artistes vétérinaires du vingtième régiment de chasseurs , puisque les fourrages ont été reconnus recevables, à l'exception de quelques bottes de paille jugées réellement mauvaises , dont nous commissaire des guerres avons ordonné la distraction au Cit. Arnaud Becu , et lui avons défendu d'en faire usage dans les distributions , lorsque par l'effet de la manutention , il pourrait s'en trouver de semblables dans les meules ou tas qui ont été expertisés.

» Toutes les contestations sur la qualité des fourrages , ayant été jugées en conséquence de l'article dix-huit du traité pour la fourniture des fourrages , accepté par le Ministre de la guerre , le 28 Frimaire, et le prononcé des experts ayant été en faveur du garde-magasin, nous Commissaire des guerres susdit, en exécution dudit article des réglemens militaires concernant cette partie, avons maintenu la distribution des denrées reconnues recevables, attendu qu'elles ont été constamment jugées bonnes par trois visites faites successivement, les vingt-deux, vingt-trois et vingt-quatre de ce mois, ainsi qu'il est d'ailleurs plus amplement détaillé dans le contenu du présent.

» Fait, clos et arrêté à Arras, le vingt-quatre Prairial an neuf de la République française, une et indivisible.

» POITEVIN MAISSEMY, Préfet du département; COT, Adjoint au maire ; FRANÇOIS, Maître de poste ; DEBEAUVAIS, Expert ; DEQUENAUVIL-LIERS, Commandant d'armes ; BECU, Garde-magasin, et BERGUES, Commissaire des guerres ; ensuite de quoi sont les observations du Chef de brigade. »

» Je soussigné, persiste à refuser la partie de fourrage déclarée mauvaise, ainsi que la paille, comme le disent les maréchaux-experts, particulièrement le Cit. Lagnier, nommé par le Préfet, dans la déposition ci-jointe, qui, soumise au Ministre de la guerre, sera jugée contradictoire dans toutes ses parties.

» Je m'inscris en faux contre l'exécution des ordres donnés par le Commissaire des guerres, d'extraire la partie mauvaise des magasins, et atteste, d'après le rapport nouveau de mes experts, que depuis quatre jours qu'il n'a été fait, par ordre du Préfet, aucune distribution de denrées mauvaises, nos chevaux s'en trouvent beaucoup mieux, quoiqu'abreuvés des mêmes eaux.

» MARIGNY, Chef de brigade.

» Pour expédition conforme : le Commissaire des guerres, BERGUES.

» Par ampliation : le Maire de la ville d'Arras, faisant les fonctions de Commissaire des guerres,

» WATELET. »

On voit par les divers rapports insérés dans ce procès-verbal, que tout ce que nous avions avancé a été contredit d'une manière formelle. Le Ministre de la guerre en ayant été instruit par le Commissaire des guerres, écrivit en conséquence au Cit. Marigny, la lettre suivante :

» Paris, le 6 Messidor an 9 de la République française, une et indivisible.

Le Ministre de la guerre, au Chef de brigade du 20.me régiment de chasseurs.

» J'ai reçu, Citoyen, votre lettre du 24 Prairial dernier et le rapport qui vous a été fait le vingt-deux par les artistes vétérinaires du régiment que vous commandez. Il m'est parvenu depuis, un procès-verbal, dressé les 22, 23 et 24 du même mois, et dans lequel ont été observées toutes les formalités qui peuvent lui donner un caractère légal.

» Je vois qu'à la suite de ce procès - verbal vous avez persisté à refuser les denrées , bien qu'elles eussent été reconnues recevables par les experts contradictoirement nommés.

» Il résulte de ce procès-verbal que les Cit. François et Debeauvais , experts nommés pour constater la distribution du 21 , ont déclaré que l'ensemble de la paille était de bonne qualité , quoiqu'un sixième environ fût atteint de la nielle ou rouille , dont la récolte précédente avait été généralement attaquée ; que néanmoins cette paille était propre au service ; qu'il était d'ailleurs impossible d'en trouver d'autre dans le pays , et que quelques bottes avariées ont été par eux rejetées.

» Le vingt-deux , le Cit. François , ci-dessus qualifié , et le Cit. Debeauvais , que le garde-magasin avait nommé pour expert , ont persisté dans cette déclaration , nonobstant l'opposition des artistes vétérinaires du régiment.

» L'artiste vétérinaire appelé par le Préfet du département pour juger contradictoirement des causes de la maladie des chevaux , que les artistes vétérinaires du régiment attribuent à la qualité de la paille , a déclaré que les chevaux étaient attaqués de coliques , qui lui ont paru être l'effet d'une digestion difficile , causée par la crudité et la vivacité de l'eau dont on les abreuvait , et que les foins , quoi qu'ils ne fussent pas de première qualité , étaient bons et tels qu'on les récolte dans le pays ; que la rouille qui avait offensé le sommet de la paille, n'en a pas totalement altéré la substance ; que depuis la partie moyenne de sa longueur jusqu'à la base, elle était mangeable et nourrissante ; qu'enfin, les foins , pailles et avoines distribués sont de même qualité que ceux journellement en usage chez les cultivateurs, où ils ne produisent aucun dérangement dans l'économie animale.

Le vingt-quatre , un tiers artiste vétérinaire est nommé pour expert par le Préfet ; il examina les chevaux, et tous étaient guéris ; il déclara que la rouille ne produit aucune maladie, pourvu qu'elle soit de l'espèce de celle dont la paille du magasin est attaquée.

» Ainsi donc les maladies que les artistes vétérinaires du régiment avaient annoncé être le résultat de la mauvaise qualité des fourrages, n'ont pas été reconnues telles par le premier artiste nommé le 23 par le Préfet, et elles ne subsistaient même plus le lendemain , lors de la visite du second artiste , également nommé par la même autorité. Le commissaire des guerres était fondé , en conséquence, à maintenir la distribution des denrées reconnues recevables.

» Vous êtes sans doute autorisé , Citoyen, à refuser des fourrages gâtés ; mais vous n'êtes pas en droit de rejeter ceux qui sont reconnus propres pour le service , sur-tout lorsque les contestations ont été jugées avec toutes les formalités requises.

» *Je* recommande néanmoins à l'Ordonnateur de la seizième division militaire de tenir la main à ce qu'il ne soit mis en distribution que des denrées de bonne qualité, et de prescrire aux Commissaires des guerres qui sont sous ses ordres, de ne jamais omettre de constater les versemens qui se font dans les magasins dont ils ont la police.

Signé BERTHIER.

Le fournisseur, d'après le contenu de ce procès-verbal, se trouvant autorisé à délivrer les denrées que l'on avait rebutées, ne manqua pas de le faire, et continua d'en fournir de la même qualité pendant long-temps (*).

Un mois après, de nouvelles plaintes furent encore portées par le capitaine alors de police, le Cit. Cant ; nous nous rendîmes, le vingt-trois Messidor, le Maire de la ville, le Cit. Watrin, Chef d'escadron, commandant par *interim* le ré-

---

(*) Présumant d'après les rapports des experts, de quelle manière serait rédigé le procès-verbal, je demandai, en présence du Préfet, du Chef de brigade, des experts, etc. que l'on procédât encore à une autre nomination d'arbitres, aux dépens de qui il appartiendrait, à l'effet de constater de nouveau l'état des denrées, ou qu'il fût envoyé un échantillon de paille, cacheté par le Préfet, à l'école vétérinaire la plus voisine, ou à la société d'Agriculture de Paris, pour y être jugée ; le Commissaire des guerres rejeta hautement cette proposition, en alléguant qu'il n'etait pas possible de douter des connaissances et de la probité des experts contradictoirement nommés, et que conséquemment, on devait s'en tenir à leur décision.

giment, le capitaine de police et moi, au magasin de fourrages, où nous trouvâmes le Cit. Becu,
garde - magasin et le Cit. Debeauvais, expert
nommé par lui. Le Cit. Watrin m'ayant désigné
pour celui du corps, nous procédâmes ledit
Debeauvais et moi à l'examen du foin et de
la paille dont on se plaignait.

Le foin en général était assez mauvais ; un
huitième à peu près se trouvait moisi et exhalait
une odeur infecte. Nous en trouvâmes environ
cent bottes presque pourries, étendues sur l'herbe
pour sécher et devenir ensuite ce que les garde-
magasins appellent *foin façonné ;* c'est-à-dire, mêlé
avec du moins mauvais.

La paille était de la même qualité que celle
qu'on avait voulu refuser un mois avant. Sur les
nouvelles représentations que je fis à cet égard,
on me répondit qu'elle avait été reconnue bonne,
qu'on n'en trouvait pas d'autre (*), et que par
conséquent, il fallait s'en tenir à ce qui avait été
délibéré à ce sujet.

Le Cit. Becu, pour éviter toutes contestations,
convint lui-même que le foin et la paille étaient
d'une médiocre qualité, et déclara que si l'on
voulait s'en tenir à l'expertise qui venait d'être

(*) Cette dernière raison était bien peu valable, car la
paille non rouillée ne manquait pas à Arras et dans les
environs ; elle était seulement un peu plus chère que l'autre ;
c'est pourquoi le garde-magasin ne s'en procurait que
très-peu.

faite , il allait retirer de son magasin le foin gâté , et que dorénavant il veillerait , avec la plus grande attention , à ce que les ouvriers n'en mêlassent pas de semblable avec celui qui était bon. Le Maire de la ville et le Cit. Watrin souscrivirent à cette proposition (*).

Les diverses maladies qui se manifestaient journellement , l'état de dépérissement de tous les chevaux , le grand nombre de ceux qui mouraient , tout cela servit malheureusement à prouver que nous n'avions que trop prévu les suites fâcheuses qui devaient résulter de leur mauvaise nourriture ; aussi, pendant les trois derniers mois de l'an neuf et les cinq premiers de l'an dix , y a-t-il eu continuellement , l'un dans l'autre , quarante-cinq à cinquante chevaux à l'infirmerie, et même dans le mois de Frimaire ce nombre s'est élevé jusqu'à soixante-deux , sur sept cents qui se trouvaient au corps.

Il résulte du relevé de mon journal , que presque tous les chevaux du régiment ont été malades pendant les sept à huit mois qui ont suivi les

_____

(*) Toutes les fois qu'à la visite des fourrages d'un magasin où l'on en aura reconnu de gâtés , on se contentera de les rejeter , on n'empêchera pas les fournisseurs d'en délivrer bientôt de pareils. Pour réprimer des abus aussi dangereux, il faudrait nécessairement , comme je l'ai déjà dit ailleurs , que ces fourrages fussent brûlés sur le champ à la porte du magasin et qu'on jetât l'avoine à l'eau. Cette mesure forcerait les entrepreneurs à mettre plus de choix dans leurs fournitures.

premières livraisons des pailles rouillées ; que le nombre de ces animaux que l'on a perdus durant cet espace de temps a été,

1.º En Messidor, de dix ;
S A V O I R :
Quatre de morve ,
Deux de farcin ,
Trois de marasme et un de coliques.

2.º En Thermidor, de dix-sept, dont
Neuf de morve ,
Trois de farcin ,
Trois de marasme ,
Un de coliques et un autre de gangrène à une fesse , après y avoir passé un séton.

3.º En Fructidor, de huit , parmi lesquels ,
Cinq de morve ,
Un de coliques ,
Un de charbon et un autre de marasme.

4.º En Vendémiaire , de trente-six ;
Savoir :
Onze de morve ,
Deux de farcin ,
Vingt de marasme ,
Deux de maux de garots et un d'une fracture à un avant-bras.

5.º En Brumaire , de quatorze, dont
Sept de morve ,
Cinq de marasme ,
Un de charbon et un de coliques.

6.º

(35)

6.º En Frimaire, de onze, parmi lesquels
Deux de morve,
Sept de marasme et deux de gangrène sur-
venue aux fesses après y avoir passé des
sétons.

7.º En Nivôse, de dix ; savoir :
Deux de morve,
Trois de marasme,
Deux de gangrène aux fesses, à la suite
des sétons,
Un de charbon,
Un de vertige, et un d'un abcès dans l'in-
testin colon.

8.º En Pluviôse, de neuf, parmi lesquels
Six de morve,
Deux de marasme et un de vertige.

TOTAL, cent quinze chevaux, dont
Quarante-six de morve,
Quarante-quatre de marasme,
Sept de farcin,
Cinq de gangrène aux fesses,
Quatre de coliques,
Trois de charbon,
Deux de maux de garrot,
Deux de vertige,
Un d'un abcès dans l'intestin colon,
Et un autre d'une fracture à un avant-bras.

Pendant le temps qu'une partie du régiment
fut disséminée à *Boulogne*, *Calais*, *St-Omer*,
Hesdin, etc., il périt, à ma connaissance, seize

chevaux outre ceux dont je viens de faire l'énumération ; mais j'ignore la cause de leur mort, n'ayant pas été à portée de les traiter.

Des cent quinze que j'ai fait abattre, ou qui ont péri dans les traitemens, dix étaient âgés de quatre à six ans, trente-sept de six à dix ans, et soixante-huit étaient au-dessus de cet âge. Ce sont principalement ces derniers qui sont morts de marasme ; plusieurs sont tombés en allant ou en revenant de l'abreuvoir, ou sont morts presque subitement dans les écuries.

Ouverture des Animaux.

L'ouverture que je fis de près des deux tiers de ces chevaux, dans le tempsqu'ils mangeaient des pailles rouillées, m'a constamment montré, 1.º les alimens contenus dans l'estomac couverts d'une couche épaisse de suc gastrique.

2.º La membrane interne de ce viscère très-enflammée, sur-tout du côté du sac droit.

3.º Celle des intestins, dans plusieurs sujets, parsemée çà et là de taches noires (*).

4.º Le poumon petit, couvert d'hydatides ou d'abcès.

5.º Le cerveau moins consistant que dans l'état ordinaire.

______

(*) J'ai rarement rencontré des vers dans le canal alimentaire, ce qui tendrait assez à prouver que les pailles rouillées leur sont nuisibles.

A compter du mois de Brumaire, époque à laquelle les chevaux eurent de la bonne paille, on cessa de remarquer cette inflammation à la membrane interne de l'estomac et des intestins, ainsi que cette coiffe des alimens, formée par les sucs gastriques ; mais les autres lésions paraissaient presque toujours.

Les chevaux des officiers ont été, à proportion gardée, moins attaqués de maladies que ceux du régiment ; ce que j'ai attribué à la meilleure nourriture qu'ils avaient. En effet, se trouvait-il dans le magasin quelques bottes de paille peu ou point rouillées et plusieurs bottes de bon foin, les domestiques s'en emparaient, et l'on conçoit aisément que les fournisseurs ne s'y opposaient pas.

Si les coliques et les diverses maladies qui se sont manifestées, eussent été causées par les eaux, comme les experts l'ont avancé, certes, ces chevaux qui étaient abreuvés au même endroit que ceux du régiment, n'en auraient pas été plus exempts qu'eux.

Quelques personnes ont objecté qu'il se trouvait dans le corps beaucoup de vieux chevaux, exténués par les fatigues de la guerre, et un assez grand nombre provenant de l'armée autrichienne, qui ne pouvait s'accommoder de la même nourriture que les nôtres (*).

____

(*) Les chevaux de la cavalerie autrichienne ont bien moins de paille et de foin que ceux de l'armée française; mais ils ont beaucoup plus d'avoine.

Cela est vrai; cependant on répondra que le régiment est arrivé à Arras avec environ huit cents chevaux tous très-bien portans, quoique venant de faire une route de près de trois cents lieues, et de soutenir plusieurs campagnes; que peu de temps après on a vu également dépérir, d'une manière sensible, et ceux qui ont été élevés en France, et ceux qui provenaient de l'ennemi, au point qu'au commencement de Ventôse an 10, ils n'étaient presque plus reconnaissables. On a encore allégué le service pénible qu'ils ont fait à *Boulogne* et aux environs, à l'approche des anglais; mais ce service ne peut pas être comparé à celui de l'armée, d'où ils revenaient, et où ils couchaient au bivouac pendant les plus grands froids et les plus mauvais temps. Si la nourriture qu'ils ont eue à Arras, à Boulogne, etc. eût été la même que celle qui leur était délivrée à l'armée, ces animaux se seraient sûrement aussi bien portés. Sur la fin de Frimaire il y en avait à l'infirmerie soixante-deux, dont la plupart étaient douteux, farcineux, affectés de fluxions périodiques, d'œdèmes, d'engorgemens aux jambes, etc.

Vers le milieu de Nivôse il survint de fortes gelées, et ce nombre diminua beaucoup; mais peu de temps après, une très-grande quantité fut affectée de dartres, de gale et de poux.

Au commencement de Ventôse il se trouvait à l'infirmerie vingt chevaux douteux, environ cent attaqués de dartres et de gale, et deux cents à peu près couverts de poux; la plus grande partie des autres étaient comme ceux-ci, maigres, affectés de toux, avaient le poil hérissé, le pouls petit et lent, et il sortait souvent de leurs naseaux, sur-tout quand ils étaient à l'abreuvoir, d'abondans flocons de mucus, provenant de l'intérieur des bronches.

Ce qu'il y a d'assez singulier à l'égard des engorgemens des jambes qu'on remarquait fréquemment, c'est qu'un seul séton passé à une fesse suffisait dans beaucoup de chevaux, pour occasionner une gangrène complète qui, si l'on n'y remédiait promptement, en peu d'heures causait leur mort. La cautérisation de plusieurs boutons de farcin, la ponction des œdèmes par le feu, ont été suivies plus d'une fois des mêmes résultats.

Je ne prétends pas insinuer cependant que la paille rouillée soit la seule et unique cause de la perte de tous les chevaux dont je viens de parler. Le foin y a aussi un peu contribué, et il existe en outre dans tous les régimens une infinité de causes qui influent singulièrement sur la santé des chevaux et qui en font perdre une quantité innombrable, sans que l'on paraisse y faire attention.

§. I I.

Objections aux Rapports insérés dans le procès-verbal.

Les arbitres ayant avancé dans leur rapport;

1.º Que l'ensemble des distributions était de bonne qualité, à l'époque où ils furent appelés;

2.º Que les maladies qui existaient étaient dues à la crudité et à la vivacité des eaux;

3.º Que les chevaux des cultivateurs des environs, qui étaient nourris des mêmes alimens, ne tombaient pas malades, etc.; je vais faire à cet égard quelques objections que j'accompagnerai de l'opinion de plusieurs auteurs célèbres et des expériences que j'ai faites: je prie les arbitres de ne voir en cela que le seul désir de trouver la vérité et de la faire connaître.

1.º Les Cit. François et Debeauvais ayant déclaré dans leur rapport, que l'ensemble de la distribution de la paille, du 22 Prairial, était de bonne qualité, quoique néanmoins il s'en trouvât un sixième, environ, attaquée de rouille, je dirai, et il est aisé de le prouver par toutes les personnes présentes à cette distribution, que les deux tiers, au moins, de cette paille en étaient affectés; que parmi ces deux tiers, une moitié, à peu près, s'en trouvait tellement atteinte, qu'elle était presque noire, et qu'il suffisait du plus léger frottement pour la briser et la réduire en poussière.

Le nombre des bottes avariées et refusées pendant cette distribution , ne fut pas non plus aussi petit que les experts le font entendre ; car il se monta ce jour-là à environ cinquante à soixante , dont la majeure partie fut rejetée par le chef de brigade, par le capitaine alors de police, et par moi. On les avait mises à l'écart, avec défense au garde-magasin d'y toucher avant qu'elles ne fussent visitées ; mais dès le lendemain elles étaient enlevées, et sans doute mêlées avec d'autres un peu moins altérées.

La définition de la rouille , au surplus, que donnent ces experts, ne paraît guère exacte, si nous faisons attention au sens des mots dont nous nous servons ; ils appellent *rouille* » une humeur » maligne qui noircit et gâte le vernis des grains , » sans cependant nuire à l'animal qui s'en nourrit.» Il semble que l'étendue des mots *humeur maligne* emporte avec lui l'idée de quelques effets nuisibles.

Comme le Cit. François soutenait avec chaleur que la rouille n'était pas dangereuse , nous lui proposâmes , le colonel Marigny et moi , de nourrir pendant un temps déterminé une certaine quantité de ses chevaux avec des pailles qui en étaient atteintes ; il accepta d'abord notre proposition ; mais lorsqu'il vit , que pour éviter toute supercherie , et savoir au juste s'il s'en trouverait de malades , on voulait mettre une sentinelle permanente dans son écurie, il se refusa à cette épreuve.

2.º Le Cit. Lagnier prétend que les nombreuses coliques dont il a été témoin sont l'effet d'une digestion difficile, causée par la crudité et la vivacité des eaux. L'ayant engagé plusieurs fois à nous démontrer par des opérations chimiques, ou par des faits de *pratique* bien constatés, cette prétendue crudité et cette vivacité, pourquoi s'y est-il constamment refusé ? Cependant dans toutes les sciences, et en médecine sur-tout, c'est moins par des mots que par des faits que l'on doit appuyer ses assertions.

Cet artiste nous a, il est vrai, allégué qu'il y a environ douze à quinze ans, un régiment avait été obligé d'abandonner l'abreuvoir pendant un certain temps, parce que l'eau avait donné lieu à un grand nombre de maladies. Nous ne pouvons nous empêcher de répondre que cette eau pouvait être mauvaise dans ce temps-là par des causes accidentelles et ne pas l'être aujourd'hui ; et que de plus, toutes les coliques et autres maladies qu'elle produirait seraient immanquablement épizootiques dans ce pays ; chose qui n'a pas lieu. En outre, depuis l'époque qu'il cite, il y a eu à Arras beaucoup de corps de cavalerie qui n'ont pas éprouvé les mêmes désagrémens.

Comment présumer d'ailleurs que cette eau qui est belle et courante, et dont l'analyse ne nous a montré aucun principe dangereux, puisse causer les maladies dont il s'agit ?

Le Citoyen Lagnier, a émis au sujet de la paille, une opinion très-opposée, mais préférable à celle du Citoyen François. Il dit que la rouille n'ayant attaqué la paille que depuis environ sa partie moyenne jusqu'à son extrémité supérieure, le reste en est mangeable. C'est ce que je représentai dès les premières discussions, au Cit. François, en lui faisant sentir que si la disette forçait à consommer cette paille, on pourrait prendre le même parti qu'en Allemagne, c'est-à-dire, la hâcher, mais seulement à commencer de son milieu jusqu'à sa base et jeter le reste. Je ne présumai pas que le Cit. François répondrait qu'en pareille circonstance, ce serait la partie supérieure qu'il prendrait de préférence, vu qu'elle contenait encore beaucoup de grains. Il est certain que cette paille n'avait pas été battue comme elle aurait dû l'être, parce qu'elle se brisait sous le fléau, et que le grain qu'elle contenait, au lieu de venir à son point d'accroissement ordinaire, étant resté maigre et retrait, ne pouvait quitter les balles auxquelles il était tellement adhérent, qu'il s'y écrasait plutôt que d'en sortir; mais une telle considération ne paraît pas être suffisante pour déterminer à préférer cette portion de la paille à celle qui lui est inférieure ; car il nous semble que tous grains qu'une maladie quelconque a empêchés de venir à maturité sont d'un usage dangereux. J'aime à croire que le Cit. François, comme cultivateur, a bien senti cette vérité, et qu'il n'aurait pas mis en pratique pour ses chevaux ce qu'il a avancé à cet égard.

3.º Le Cit. Grossemy semble faire entendre par son rapport, que lorsqu'il s'est transporté aux écuries du quartier pour examiner les chevaux *que nous avons cru attaqués de maladies*, (ce sont ses propres expressions), il ne s'en trouva aucun. Sans doute il a oublié que nous lui en avons montré trente-quatre à l'infirmerie, tant douteux que farcineux, ou affectés d'autres maladies ; il n'y en avait ce jour-là, il est vrai, aucun attaqué de coliques ; mais cela cessera d'étonner, si l'on fait attention que la paille était bien moins mauvaise, puisque depuis quatre jours, nous rejetions absolument toute celle qui était trop affectée de rouille.

Quant au foin, le Cit. Grossemy prétend qu'il a été bien récolté ; ce dont nous doutons, car la huitième partie au moins, était moisie et répandait une odeur assez désagréable ; effet qui ne se remarque pas dans les foins bien recueillis (*).

Tous les experts ont en outre appuyé leurs rapports sur ce que les chevaux des cultivateurs des environs mangeaient de la même paille que les nôtres, et qu'ils n'en étaient nullement incommodés. Cette assertion mérite d'être combattue.

____

(*) Dans le département du Pas-de-Calais, du moins à Arras et dans les environs, on ne paraît pas savoir bien récolter le foin. On ne coupe l'herbe que lorsqu'elle est presque morte sur pied, et on la laisse ensuite, après qu'elle est séchée, long-temps exposée à toutes les intempéries de la saison.

Je ne m'en suis pas tenu à la simple inspection de la nourriture des chevaux du corps et à l'effet qu'elle produisait sur eux , pour soutenir qu'elle était très-nuisible ; j'ai fait des recherches ultérieures , dont le résultat n'a servi qu'à confirmer mon opinion à ce sujet.

En parcourant diverses communes des environs d'Arras , j'ai vu que beaucoup de cultivateurs manquaient de paille. Ceux qui en avaient encore donnaient la bonne seulement ou celle qui était le moins affectée, et faisaient de la litière avec l'autre. J'ai remarqué chez d'autres fermiers que les circonstances forçaient à user de cette dernière , plusieurs chevaux attaqués de fluxions périodiques , d'engorgemens aux jambes , etc. Le Cit. Lagnier m'a avoué lui-même avoir eu à combattre un grand nombre de ces maladies.

En supposant encore que les chevaux des cultivateurs , comme ceux de troupes , consommassent de la paille rouillée, il ne devrait point paraître étonnant qu'ils en eussent moins ressenti les influences malignes ; les foins , sainfoins et luzernes qu'on leur donne en abondance , étant très-succulens et très-toniques , corrigent évidemment les vices de la paille , laquelle , suivant ce que j'ai cru appercevoir , diminue sensiblement la force vitale. En outre, les chevaux des cultivateurs travaillant beaucoup plus que ceux de cavalerie , toutes les secrétions et excrétions s'opèrent mieux ; les solides conservent chez eux le ton nécessaire pour élaborer convenablement les fluides et faire sortir par la transpiration et autres excrétions , les portions de ces fluides qui , mal travaillées , mal digérées , pourraient produire diverses maladies.

Je suis allé aussi à Douay et à Lille, où l'on avait de semblables pailles; dans la première de ces villes était stationné le septième régiment d'artillerie légère ; le Cit. Poincelot, artiste vétérinaire de ce régiment , me donna tous les renseignemens que je demandais sur la nourriture et l'état des chevaux. La paille et le foin étaient un peu moins mauvais qu'à Arras ; cependant il venait d'y avoir des contestations et des expertises faites à ce sujet. Le Cit. Poincelot paraissait regarder la paille comme la cause de plusieurs coliques et d'autres maladies qui s'étaient manifestées.

A Lille, le Cit. Landouad , artiste vétérinaire du deuxième régiment de dragons , me dit qu'il venait d'avoir un assez grand nombre de chevaux affectés de coliques , qu'il attribuait aux eaux et sur-tout à la dureté de la paille ; j'examinai cette paille et je vis qu'elle était presque aussi attaquée de rouille que celle qu'on distribuait aux chevaux du corps où j'étais.

Le traitement que cet artiste suivit avec succès contre ces coliques , fut à peu près semblable à celui que je mis en usage ; c'est ce qui me porte à croire que nous avons eu à combattre les mêmes maladies produites par la même cause; c'est-à-dire, par les pailles rouillées. Ce Vétérinaire ; par une lettre qu'il m'écrivit, cinq à six mois après, m'apprit que les vieux chevaux de son corps périssaient et que plusieurs, autres se trouvaient attaqués de fluxions périodiques, d'engorgemens aux jambes, etc. J'ai su depuis que ces chevaux étaient en général très-maigres.

J'eus à traiter à cette époque, tant dans la ville d'Arras que dans ses environs, différens chevaux atteints des mêmes maladies que ceux des corps dont je viens de parler ; ils étaient ou avaient été pendant un certain temps alimentés des mêmes pailles.

§. I I I.

Opinions de plusieurs Auteurs anciens et modernes, sur les effets de la paille rouillée.

Si l'on jette un coup d'œil sur quelques écrits judicieux des anciens et des modernes qui parlent de la rouille, on verra qu'en annonçant par notre rapport les suites fâcheuses qui peuvent résulter de la consommation des pailles rouillées, nous ne nous sommes pas écartés de la vérité.

Parmi le grand nombre de maux dont Moyse menace les Israélites, s'ils ne pratiquent les ordonnances du Seigneur, il met ceux de la brûlure des blés et de la rouille.

Dans un endroit de la célèbre prière de Salomon, ce prince religieux supplie le Seigneur de se laisser toucher par les cris du peuple, lorsque la famine, la peste, la brûlure des blés, la rouille et les ravages des différens insectes viendront à l'affliger (1).

Les grecs appellent la rouille ερυσιβη ; ils la regardent, suivant Théophraste, comme une punition du ciel qu'on ne peut prévoir et à laquelle il est impossible de remédier. Les romains l'appelaient *Rubigo* ; et comme ils déifiaient les fléaux et tout ce qu'ils craignaient, ils firent aussi de la nielle un dieu auquel ils rendaient un culte sous le nom de *Deus Rubigus*. Varron implore sa protection pour garantir les arbres et les blés de la nielle (2).

En remontant aux principes auxquels des auteurs modernes et dignes de foi, ont attribué diverses maladies contagieuses, on verra, au rapport du célèbre Paulet, qu'en 1663, 64 et 65, une épizootie qui fit les plus grands ravages parmi les bêtes à laine de la Franconie, fut attribuée, par M. Fromment, médecin de Cobourg, aux grandes pluies de 1663 qui furent suivies de chaleurs excessives, ainsi qu'à la rouille des plantes qu'on remarqua cette année (3).

____

(1) Ouvrage de M. Tillet, déjà cité, page 25.

(2) Gentilhomme cultivateur, ouvrage cité, volume 9, page 76.

(3) Paulet, recherches historiques et physiques sur les maladies épizootiques, tome 1.er, pages 98 et 99.

Ramazzini , professeur de médecine à Padoue, observe qu'en 1690 , il régna dans le territoire de cette ville , une maladie contagieuse très-alarmante qui s'étendit sur les hommes, les bestiaux et même sur les vers-à-soie. Dans les quatre à cinq années qui précédèrent cette époque , dit cet auteur , il y eut des chaleurs excessives , et les années 1689 et 90 furent très-pluvieuses , les campagnes inondées, les herbes, les fruits , les légumes tachés de rouille. Ramazzini attribue encore le claveau à la rouille des plantes ; mais nous croyons que c'est sans fondement (1).

En 1693 , il regna dans la Hesse une épizootie que l'on attribua à la rouille qui infecta les pâturages , comme elle les avait infectés en Italie , en 1690 (2).

L'épizootie qui , en 1712 , fit tant de ravages en Hongrie , fut attribuée à des cigales , à des sauterelles qui étaient mortes en très-grand nombre et à la rouille des plantes (3).

Ens a donné la description d'une maladie épizootique observée en 1746 , sur les bœufs,

---

(1) Paulet, tome 1.er, pages 105 et 106. Gilbert, instruction sur le claveau des moutons , page 16.

(2) Barberet, mémoire sur les maladies épidémiques des bestiaux, page 6.

(3) Réflexions sur la maladie qui commence depuis quelques années à attaquer le gros bétail en divers endroits de l'Europe, par la société des médecins de Genève, pages 7 , 8 te 9.

à Halberstadt dans la basse Saxe, dont les principales causes lui ont paru être des plantes vénéneuses et une rouille générale sur tous les végétaux (1).

En 1761 et 1762, il se déclara une maladie épizootique sur les moutons du Boulonnais ; M. Demars, médecin pensionnaire de la ville de Boulogne, qui s'en est principalement occupé, rapporte que les causes principales étaient la modicité des fourrages, leur mauvaise qualité, les grains dévorés par les limaçons ou gâtés par la nielle, qu'on observa cette année, en Juillet et Août, à la suite d'un brouillard de plusieurs jours, qui laissa sur les pailles une poussière qui est un poison pour les bestiaux (2).

L'année 1764 fut remarquable par une épizootie qui se manifesta dans le comté d'Iglaw en Moravie : elle attaqua généralement tous les bestiaux, et se communiqua même aux hommes, Sagar qui la décrit, en attribue la cause à une éclipse de soleil, à l'intempérie de l'air et à la rouille qui, dans l'automne de 1765, altéra les plantes dont se nourrirent les animaux (3).

» Que le blé soit ergoté ou gâté par la nielle,
» dit Barberet (4), il ne manque jamais de
» causer des maladies populaires. L'herbe de

---

(1) Paulet, tome 1.er, page 265.
(2) Paulet, tome 1.er, page 550.
(3) Paulet, tome 1.er, pages 598 et suivantes.
(4) Mémoire déjà cité, pages 23, 24, 25, et 27.

» même ;

» même , infectée par une rosée mielleuse , qui
» fait sur elle le même effet que sur le blé ,
» devient aussi pernicieuse aux bestiaux , que
» le blé ergoté le devient aux hommes. De tout
» temps on a redouté, et avec raison, cette rosée,
» qu'on appelle ordinairement la *rouille*. Il en
» est parlé dans l'Écriture sainte comme d'une
» suite de la colère de Dieu : PERCUSSI VOS
» IN VENTO URENTE ET IN ÆRUGINE. Pline la
» regarde comme plus dangereuse que la grêle ;
» c'est pourquoi , dit-il , Numa Pompilius avait
» établi des fêtes , RUBIGALIA FESTA , pour en
» détourner les effets. On les célébrait au mois
» d'Avril, parce que c'est dans ce mois que paraît
» cette rouille. Jusqu'à présent on n'a pas encore
» déterminé sa nature ; on sait seulement qu'elle
» est causée par des brouillards qui brisent le
» tissu des feuilles et des tuyaux , et qui par-là
» occasionnent l extravasation d'un suc gras qui en
» se desséchant , se convertit en une poussière
» rouge qui s'attache aux plantes et leur fait
» beaucoup de tort ; car peu de temps après ,
» elles paraissent comme gangrenées. Quand elles
» seraient saines de leur nature , elles devien-
» nent par-là très-préjudiciables aux animaux. Le
» trèfle , le sainfoin , la luzerne , le ray-grass,
» sont assurément des plantes réputées salutaires;
» qu'elles soient attaquées de la rouille, elles de-
» viennent plus pernicieuses que le *ranunculus*, le
» *tithimale* et l'*ellébore*; que celles-ci en soient affec-
» tées, déjà dangereuses par elles-mêmes, elles la

D

» devienuent encore davantage, par le vice qu'elles
» ont contracté ; chargées de cette rouille , elles
» vont être funestes aux animaux : le linge ex-
» posé à cette rosée est taché de jaune et rouge ;
» ces taches se voient aussi sur les fruits et les
» feuilles des plantes et des arbres. Ce sont autant
» d'endroits où cette rosée a séjourné et qui sont
» gangrenés. Il semble, dit Ramazzini, dans ses ob-
» servations sur l'épidémie de Modène, qu'elle soit
» aussi corrosive que l'esprit de nitre : les pâ-
» turages corrompus par la rouille étaient si perni-
» cieux aux animaux , que les troupeaux en-
» tiers étaient enlevés. Cette rosée mielleuse n'a
» jamais paru qu'elle n'ait été suivie d'une mor-
» talité parmi les bestiaux. En 1693 , les herbes
» en furent infectées dans la Hesse; aussi, les bœufs
» et les vaches y mouraient-ils par troupeaux, dit
» Bernard Valentin. On observa dans la Carniole,
» en 1712 , que la rouille avait corrompu les
» plantes , et aussitôt on vit périr les animaux
» en grand nombre. On remarqua la même chose
» à Ferrare, en 1615, le signe précurseur ou plu-
» tôt la cause de la mortalité du bétail parut, et
» cette cause fut suivie de son effet.

» .... La rouille est aux herbes ce que la gangrenne
» est à la chair. Si la chair corrompue, et non pas
» gangrenée (car on n'en mange point quand elle
» est dans cet état), cause des fièvres malignes
» parmi les hommes, pourquoi des herbes gangre-
» nées et même phacélées n'en causeraient-elles
» pas parmi les bestiaux? Non seulement elles en

» causent quand elles sont gâtées par la rouille, mais
» même sans cette rouille et sans aucune cor-
» ruption, lorsqu'elles sont d'une qualité contraire
» aux bestiaux. »

Le Cit. Godine, directeur adjoint à l'école
d'Alfort, traita avec succès une maladie char-
bonneuse qui, en 1792, désolait les districts de
Bellac et de St-Julien, département de la Haute-
Vienne ; il observe, dans un rapport qu'il a
publié à ce sujet, que les animaux sur lesquels
la maladie se fit remarquer d'abord, et qui pé-
rirent presque tous, avaient été nourris pendant
tout l'hiver avec des fourrages vasés, rouillés
et de la plus mauvaise qualité (*).

Le Cit. Tessier, dans son Traité des maladies des grains, déjà cité, s'exprime ainsi,
page 212 : » Indépendamment de ce que les
» grains contenus dans les balles des tiges
» rouillées, sont petits, retraits, sans poids,
» sans couleur, et ne donnent que peu de
» farine ; la paille est sale, brune, de mau-
» vaise odeur, et déplaît aux bestiaux qui la
» mangent. On ne sait pas jusqu'à quel point
» elle peut les incommoder, parce que personne
» n'a fait des expériences capables de l'éprou-
» ver ; expériences dont il serait important de
» s'occuper. Il est certain que dans les années

____

(*) Gilbert, Recherches sur les causes des maladies char-
bonneuses. p. 15.

» où il y a eu beaucoup de blé rouillé, il a régné
» une grande mortalité sur les chevaux, soit qu'on
» en doive attribuer la cause aux pailles, soit qu'elle
» dépende d'autres circonstances. »

Les pailles rouillées peuvent aussi, suivant quelques personnes, donner lieu à la pourriture (*).

Enfin, les Citoyens Chabert et Huzard, à qui j'ai envoyé un échantillon de paille rouillée, sont d'avis qu'elle ne peut fournir qu'un aliment très-dangereux.

§. I V.

Analyse chimique de la rouille, et expériences faites sur plusieurs animaux.

La voie de l'expérience étant toujours la plus sûre pour parvenir à la connaissance de la vérité, j'ai fait relativement à la rouille, quelques essais, dont voici le résultat :

Analyse par la voie humide.

Nous avons pris, un de mes amis et moi, une forte décoction de paille rouillée dans laquelle nous avons plongé une cuiller d'argent, afin de voir s'il ne s'y trouvait pas de substances sulphu-

---

(*) Traité de la pourriture ; instruction vétérinaire de 1791, p. 162.

reuses ; la cuiller n'a point changé de couleur; le papier bleu de Tournesol, trempé dedans, n'a pas été non plus décoloré ; cette même décoction n'a point noirci avec celle de noix de galle.

Analyse par la voie sèche.

Pour nous assurer s'il n'y avait rien de nitreux dans cette poussière noire qu'on enlève aisément de dessus la paille rouillée, nous en avons mêlé une partie avec deux de soufre, et nous avons mis ce mélange dans un creuset échauffé au point d'être rouge. Il s'est enflammé sans faire du bruit et sans répandre des flammes noires. Nous avons fait fondre ensuite, dans un autre creuset, un peu de nitre ; nous y avons ajouté une petite quantité de cette même rouille ; il n'y a pas eu de détonnation : mais il s'en est élevé une fumée noire et de légères vapeurs de gaz sulphureux.

Ces expériences n'indiquent, comme on le voit, que bien peu de chose sur la nature de la rouille ; elle ne sont pas, d'ailleurs, suffisantes pour donner des notions certaines sur cet objet. Il en est d'autres qui, sans doute, auraient pu nous conduire plus loin et nous instruire davantage ; mais le manque de vaisseaux chimiques propres à ces sortes d'opérations, nous a empêchés de pouvoir les tenter.

Expériences faites sur les chevaux et autres animaux.

» Ce n'est, dit le Cit. Tessier (*) , qu'en
» faisant manger à des bestiaux des pailles de grains
» rouillés , qu'on pourrait savoir s'il en résulterait
» des inconvéniens, expériences qui n'ont pas en-
» core été faites. »

I.re Expérience.

Du 2 fructidor au 10 du même mois, un cheval
de douze ans , maigre, affecté de gale , et boi-
teux, d'un ancien coup de feu , eut pour nourriture sa ration d'avoine et vingt livres de paille,
la plus rouillée qu'on eût reçue au magasin.

Sa boisson fut , pendant ce temps , une forte
décoction de semblable paille.

Les deux premiers jours, il mangea assez bien;
l'eau sembla lui déplaire un peu ; mais cependant il en but presqu'autant que si elle eût été
naturelle.

Le troisième jour, après midi, il eut quelques
légères coliques auxquelles on ne fit rien, et qui
se passèrent trois ou quatre heures après.

Le quatrième jour, il commença à témoigner
beaucoup de répugnance pour la boisson, quoi-

(*) Ouvrage déjà cité , p. 343.

que j'eusse soin qu'elle ne fût préparée tout au plus que depuis dix à douze heures (*).

L'animal continua à manger la paille , mais avec moins d'appétit que les premiers jours.

Depuis le 4 jusqu'au 10 , il ne but que fort peu , encore fallait-il que la décoction fut toute nouvelle ; autrement il la flairait et n'y touchait pas. Pendant les dix jours qu'il fut ainsi nourri, il maigrit sensiblement.

Le onzième jour je le fis abattre. A l'ouverture qui en fut faite aussi-tôt après la mort, je remarquai l'estomac rapetissé, la membrane interne, du côté du sac droit sur-tout, noirâtre ; les alimens que ce viscère renfermait, en petite quantité, enveloppés d'un épaisse couche de sucs gastriques; dans le cœcum et la portion flottante régulière du colon, il se trouvait quelques strongles et ascarides ; la portion flottante de ce dernier intestin, présentait une infinité de petits étranglemens, dûs à l'arrêt et à la dureté des excrémens qui y séjournaient : les autres viscères n'offrirent rien de particulier.

(*) Passé ce temps , elle commençait à exhaler une odeur infecte , capable de répugner à tout animal, même à celui qui aurait été poussé par la soif la plus ardente. Un seau de cette décoction , faite depuis quarante-huit heures , répandait une odeur des plus désagréables dans la chambre où on l'avait mis. Ceci ne porterait-il pas à croire avec Plenciz, Néedham, Mercurialis , etc., que la rouille est un développement de semences vermineuses.

IIe *Expérience.*

Du onze fructidor au vingt du même mois, une jument de dix ans, maigre et douteuse, fut soumise à la même nourriture.

Les premiers jours elle but et mangea comme à l'ordinaire ; le quatrième elle fut pendant toute la journée attaquée de coliques tellement violentes, que je crus qu'elle allait en périr. Je ne lui administrai aucun remède, et néanmoins le cinquième jour elle se trouva guérie.

Après cette époque, elle mangea peu et ne voulut presque pas boire. Il fallut, comme à l'autre cheval, que la décoction de paille fût récente pour qu'elle y touchât. Son état de maigreur empira beaucoup.

Le onzième jour de l'expérience, elle fut abattue, et j'observai à l'ouverture, les mêmes lésions que j'avais remarquées dans le sujet précédent, à l'exception des vers, que je n'y trouvai point.

IIIe *Expérience.*

Un cheval de dix ans, en bon état, mais attaqué de morve, fut encore soumis, pendant huit jours, à la même nourriture que les deux précédens.

Pendant tout le temps de l'expérience, il mangea la paille avec assez d'appétit ; mais dès le troisième jour, il ne voulut plus toucher à la boisson qu'on lui présentait, quelque fraiche qu'elle fût.

Il resta quatre jours sans boire ; le cinquième, il but avec avidité un demi seau d'eau que je lui fis donner.

Il ne parut aucun signe de colique pendant les huit jours qu'il fut ainsi alimenté ; le neuvième on le livra à l'excoriateur. L'ouverture montra à peu près les mêmes lésions que dans les deux sujets qui précèdent. La face interne de l'estomac était seulement un peu plus enflammée.

IVe Expérience.

Du quatre vendémiaire au dix du même mois, je soumis encore à la même épreuve un cheval de six ans, morveux, mais d'ailleurs bien portant. Il n'eut, non plus que le dernier, aucun signe de colique pendant ce temps.

Il but toujours assez bien la décoction qu'on lui présenta, quoique en moindre quantité que si ç'eût été de l'eau ordinaire.

Le neuvième jour il fut abattu. Son ouverture fit voir la membrane veloutée de l'estomac parsemée de plusieurs petites taches noires. Les autres viscères ne présentèrent rien d'extraordinaire.

Ve Expérience.

Une jument de dix ans, en assez bon état, quoique poussive, fut nourrie pendant huit jours, avec vingt livres de paille et la ration ordinaire d'avoine , la boisson fut de l'eau pure. Du premier au six il ne parut rien de remarquable. Le septième jour, au matin, elle eut des coliques et une rétention d'urine très-violentes, qui la tourmentèrent pendant presque toute la journée.

Je la fouillai vers les quatre heures de l'après-midi; je ne trouvai rien dans l'intestin rectum; mais je sentis la vessie assez pleine et une grande quantité d'excrémens fort durs, amassée dans les diverses parties du colon que je pus toucher.

Je donnai issue à l'urine, par le moyen d'une canule; on administra plusieurs breuvages et lavemens mucilagineux, et au bout de quelques heures, cette bête commença à rendre des excrémens durs, marronés, couverts d'une couche de suc intestinal, et exhalant une odeur d'aigre très-forte; elle en évacua de même la nuit suivante et le lendemain matin. Je bornai là cette expérience; et la jument n'eut aucune rechûte.

VIe Expérience.

Un cheval de cinq ans, en bon état, ayant à un membre antérieur, une assez grande quantité de farcin, qui en faisait craindre la perte, fut l'objet de cette expérience.

Depuis le vingt thermidor jusqu'au trente du même mois, je lui fis administrer tous les matins une bouteille et demie de décoction de pellicules de paille rouillée; ces pellicules entraient dans la proportion de 46 grammes (une once et demie) sur deux pintes.

Les trois premiers jours il prit les breuvages sans peine ; mais le quatrième et les jours suivans , il les avala avec répugnance.

Les cinq, six et septième jours, il ne mangea que très - peu ; il était dégoûté et abattu ; le huit l'appétit lui revint à peu près comme de coutume.

Le dixième jour , voyant que le farcin n'allait pas plus mal , je cessai l'administration des breuvages.

Pendant tout ce temps, ce cheval eut sa nourriture ordinaire, tant solide que liquide ; il ne montra aucun signe de colique : seulement il maigrit un peu ; et après sa guérison radicale , il est toujours resté en mauvais état.

VII.ᵉ Expérience.

Un cheval de six ans, qui avait beaucoup de farcin au poitrail et le long d'un membre antérieur , fut soumis depuis le seize fructidor jusqu'au premier vendémiaire , à la même épreuve que le dernier.

Il n'eut, non plus que lui , aucun signe de colique ; il parut seulement le dixième et le onzième jour de l'expérience, un peu moins vif qu'à l'ordinaire ; son poil devint piqué, et la transpiration cutanée se faisait moins bien ; son farcin laissant aussi quelque espoir de guérison , je ne le livrai point à l'excoriateur ; il se rétablit enfin ; mais il resta dans un état de maigreur.

VIIIe *Expérience.*

Un cheval de dix ans, douteux, prit encore, depuis le vingt-cinq brumaire jusqu'au huit frimaire suivant, les mêmes breuvages que ceux ci-dessus mentionnés.

Dès les premiers jours son appétit diminua, et la transpiration parut s'affaiblir ; il maigrit sensiblement ; mais l'état de la maladie n'ayant pas empiré, il ne fut pas abattu pour le moment ; cependant, deux mois après, étant devenu complètement morveux, on le livra à l'excoriateur (*).

IXe *Expérience.*

Le 15 nivôse je donnai à un chien environ 57 décagrammes (12 onces) de soupe grasse, dans laquelle j'avais mêlé 6 grammes (un gros et demi) de poussière de rouille (**) ; cet animal refusa d'abord cette soupe, quoiqu'il n'eût pas mangé depuis environ dix-huit heures.

(*) Ces deux dernières expériences ont été faites avec de la paille qui couvrait du foin du magasin à fourrage, et qui avait, conséquemment, été exposée pendant quelques temps à la pluie et aux injures de l'air.

(**) Pour obtenir cette poussssière noire, qui ressemble assez à du tabac en poudre, je faisais gratter avec un canif ou un scapel, la superficie des brins de paille très-rouillée. J'ai estimé qu'une botte de dix livres pouvait en fournir environ 15 décagrammes (quatre à cinq onces).

Vers le milieu de la journée, il en mangea à peu près la moitié, et le soir il prit le reste.

Le lendemain il lui en fut donné une égale quantité; il témoigna encore quelque répugnance; cependant, poussé par le besoin, il finit par la manger.

La boisson qui lui fut présentée, était une décoction de paille rouillée; il n'en voulut pas boire.

Pendant ces deux jours je n'aperçus en lui ni nausées, ni constipation, ni aucun autre symptôme maladif.

Le troisième jour, je le fis tuer et l'ouvris; les viscères ne présentèrent rien de remarquable, sinon une assez forte couche de sucs gastriques, épaissis sur toute l'étendue de la membrane interne de l'estomac, qui était un peu enflammée.

X.*e* *et dernière Expérience.*

Un chat en bon état fut l'objet de cette dixième épreuve.

Le douze nivôse, après l'avoir privé d'alimens pendant vingt-quatre heures, on lui présenta 12 décagrammes (quatre onces) de soupe, dans laquelle était délayés 4 grammes (un gros) de poussière de rouille. Il mangea, le matin, à peu près 46 grammes, (une once et demie) de cette soupe; mais le reste de la journée il n'y toucha plus.

Je lui présentai en même temps, pour boisson, une décoction de cette paille, à laquelle il ne toucha pas davantage.

Les deux jours suivans il lui fut donné une égale portion de la même soupe, dont il ne mangea presque pas. Quant à la boisson, il la refusa constamment.

Mon dessein était de prolonger le jeûne de cet animal, afin de le forcer à manger une plus grande quantité de cette soupe, au moyen de quoi j'aurais pu remarquer, en l'ouvrant, si les premières voies avaient souffert quelque altération; mais il parvint à s'échapper de l'endroit où je l'avais fait renfermer, et il me fut impossible de le retrouver.

Tel est le petit nombre d'expériences que j'ai tentées avec les pailles rouillées : il en résulte, 1.º que nous n'avons pu découvrir par nos procédés chimiques, de quelle nature est cette substance noire qui constitue la rouille ; 2.º que les pailles qui en sont atteintes paraissent très-nuisibles à la santé des animaux, puisque dans la première, la deuxième et la cinquième expériences, elles ont donné lieu à des coliques très-violentes; 3.º que la décoction de ces pailles n'a pas paru produire des effets aussi prompts que la paille elle-même ; donnée en nature ; mais que ces effets se sont cependant manifestés d'une manière assez frappante, par le dégoût, la maigreur, le défaut de transpiration et l'état maladif dans lequel sont restés les sujets soumis aux dernières épreuves.

D'après ces diverses expériences, les nombreuses maladies que nous avons remarquées, et l'idée qu'ont des pailles rouillées les auteurs célèbres que j'ai cités, n'est-on pas naturellement porté à croire que l'opinion des citoyens François, Debeauvais , Lagnier et Grossemy était plus spécieuse que fondée.

On me reprochera, sans doute, d'avoir tenté ces essais sur des chevaux malades , dont les organes digestifs et tous les systêmes en général étaient déjà affaiblis : il est évident que si j'avais pris des sujets plus sains , le résultat des expériences aurait été plus satisfaisant ; mais je devais d'abord faire ces épreuves sur des chevaux , et comme le corps en perdait un assez grand nombre , et qu'il s'en trouvait toujours beaucoup du rétablissement desquels je désespérais, il était bien plus conforme à l'intérêt du régiment, que j'en prisse plutôt parmi ceux-ci que parmi les autres. Il est présumable , d'ailleurs, que les mêmes effets auraient eu lieu aussi bien chez ces derniers que sur les premiers.

On m'objectera, peut-être aussi, que mes expériences sont très-imparfaites ; 1.º parce que l'analyse chimique de la rouille n'a pas été suivie autant qu'elle aurait pu l'être ; 2.º parce que les expériences n'ont pas été assez variées, ni assez répétées sur de petits animaux ; j'en conviens : mais j'ai déjà dit que vu le défaut de laboratoire de chimie, je n'avais pu pousser mes recherches chimiques aussi loin que le cas pouvait l'exiger.

Quant aux expériences sur les petits animaux, tels que les moutons, les chiens , les chats, etc. je ne pus y procéder suivant mes désirs, dans le temps qu'on fournissait au corps, de la paille rouillée, d'abord par la difficulté où j'étais de me procurer plusieurs de ces animaux, et sur-tout par le grand nombre de chevaux malades dont le traitement ne me laissait point de loisir ; de plus, une absence indispensable que je fis pendant douze jours, dans le moment où l'on délivrait le reste de la susdite paille, m'empêcha à mon retour de m'en procurer pour renouveler mes épreuves.

Quoiqu'on ait voulu nous faire passer, aux yeux du ministre de la guerre, pour avoir porté sur la qualité des fourrages des plaintes dénuées de fondement, quoique j'eusse été moi-même la première victime de l'avis des experts contradictoirement nommés (*), je dois avertir que c'est bien moins d'après ces considérations, que par le désir d'être utile et de lever le voile dont on a cherché à envelopper la vérité, que je me suis déterminé à faire les recherches et les expériences dont je viens de parler. De plus, comme vétéri-

---

(*) Au commencement de messidor an 9, je contractai avec le conseil d'administration du régiment, un engagement par lequel je m'obligeai à traiter tous les chevaux malades, et à fournir les médicamens nécessaires, moyennant la somme de deux cents francs par mois. J'étais bien éloigné de penser alors qu'il se trouverait continuellement à l'infirmerie quarante-cinq à cinquante chevaux, comme cela a eu lieu pendant les sept à huit mois qui suivirent cet engagement. Il est aisé de s'apercevoir que ce grand nombre m'a entraîné dans des dépenses qui ont excédé les émolumens qui m'étaient accordés.

naire

naire', il était de mon devoir d'indiquer les causes
de la perte d'une aussi grande quantité de chevaux en si peu de temps.

Je terminerai ce mémoire en prévenant que mal-
gré mon penchant à croire que les pailles forte-
ment impregnées de rouille, sont d'un usage très-
dangereux pour les animaux qui s'en nourrissent,
je ne tiens cependant pas tellement à mon opinion,
que je ne sois prêt à en faire le sacrifice , si l'on
peut démontrer d'une manière satisfaisante que
les nombreuses maladies dont les chevaux du régiment ont été attaqués, sont l'effet d'une cause absolument étrangère à la rouille, et si par une suite
d'expériences bien faites et d'observations exactes,
l'on parvient à prouver que les pailles affectées de
cette maladie ne portent avec elles aucun caractère
de malignité; dans ce cas, je renoncerai à mon
opinion avec d'autant plus de plaisir, que je verrai
alors les bestiaux des cultivateurs et les chevaux
de cavalerie à l'abri des funestes maladies que
ces pailles , à mon avis , peuvent produire.

E

CONCLUSION.

Il résulte de tout ce qui vient d'être exposé,

1.º Que des discussions très-vives se sont élevées entre le 20.ᵉ régiment de chasseurs, stationné à Arras, et l'entrepreneur des fourrages de la même ville, au sujet des pailles rouillées que le régiment voulait refuser.

2.º Que la majeure partie des rapports qui furent faits à ce sujet, ayant été à l'avantage du fournisseur, le régiment s'est trouvé contraint de recevoir lesdites pailles.

3.º Que leur consommation a causé une foule de maladies de toute espèce, et que la perte des chevaux, pendant les huit mois qui ont suivi leur livraison, a été de cent trente-un.

4.º Que les diverses opinions d'un assez grand nombre d'auteurs, et les expériences qui ont été faites, tendent à démontrer d'une manière positive les mauvais effets que produisent sur les animaux les pailles rouillées.

F I N.

www.ingramcontent.com/pod-product-compliance
Ingram Content Group UK Ltd.
Pitfield, Milton Keynes, MK11 3LW, UK
UKHW020405180726
13839UKWH00003B/1261